Santosh Kumar Jha
Sarita Karole

Uma visão geral da arritmia e da sua gestão

Santosh Kumar Jha
Sarita Karole

Uma visão geral da arritmia e da sua gestão

ScienciaScripts

Imprint
Any brand names and product names mentioned in this book are subject to trademark, brand or patent protection and are trademarks or registered trademarks of their respective holders. The use of brand names, product names, common names, trade names, product descriptions etc. even without a particular marking in this work is in no way to be construed to mean that such names may be regarded as unrestricted in respect of trademark and brand protection legislation and could thus be used by anyone.

Cover image: www.ingimage.com

This book is a translation from the original published under ISBN 978-3-659-86814-6.

Publisher:
Sciencia Scripts
is a trademark of
Dodo Books Indian Ocean Ltd. and OmniScriptum S.R.L publishing group

120 High Road, East Finchley, London, N2 9ED, United Kingdom
Str. Armeneasca 28/1, office 1, Chisinau MD-2012, Republic of Moldova, Europe
Managing Directors: Ieva Konstantinova, Victoria Ursu
info@omniscriptum.com

Printed at: see last page
ISBN: 978-620-8-40610-3

ÍNDICE DE CONTEÚDOS

INTRODUÇÃO

1. Introdução

1.1 Arritmia

Uma arritmia é um problema com a frequência ou o ritmo do batimento cardíaco. Durante uma arritmia, o coração pode bater demasiado depressa, demasiado devagar ou com um ritmo irregular. Um batimento cardíaco demasiado rápido é designado por taquicardia. Um batimento cardíaco demasiado lento é designado por bradicardia. A maior parte das arritmias são inofensivas, mas algumas podem ser graves ou mesmo ameaçadoras da vida. Quando o ritmo cardíaco é demasiado rápido, demasiado lento ou irregular, o coração pode não ser capaz de bombear sangue suficiente para o corpo. A falta de fluxo sanguíneo pode danificar o cérebro, o coração e outros órgãos.

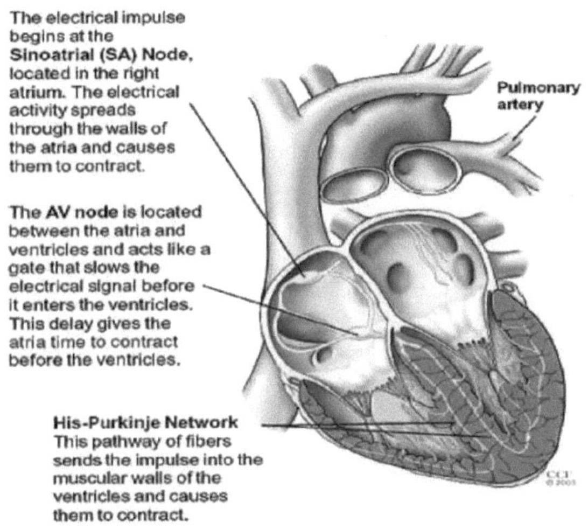

Fig. 1 Coração humano

A arritmia ou disritmia é uma irregularidade dos ritmos cardíacos que conduz a um bombeamento ineficaz do sangue. A maior parte das arritmias não constituem perigo de vida e são temporárias. A arritmia pode ser causada por emoções fortes, exercício físico, doença arterial coronária (DAC), desequilíbrios electrolíticos (ou seja, sódio ou potássio) no sangue, alterações no músculo cardíaco, lesões causadas por ataque cardíaco e no processo de cicatrização após cirurgia cardíaca (1).

As arritmias mais graves contribuem para cerca de 500 000 mortes anuais nos EUA. Cerca de 330 000 pessoas morrem anualmente nos EUA devido a fibrilhação ventricular, um tipo de arritmia. Outros tipos de arritmias conduzem a acidentes vasculares cerebrais e à formação de coágulos sanguíneos. É importante referir que cerca de 4 milhões de americanos sofrem de arritmias recorrentes e 850 000 são hospitalizados anualmente devido a arritmias (1), (2) e (3).

Antes de discutir os tipos de arritmias, é importante compreender o complicado sistema elétrico do coração. Cada batimento cardíaco espalha um sinal elétrico da parte superior do coração para a parte inferior, fazendo com que o coração se contraia e bombeie sangue.

Todos os sinais eléctricos do coração começam num grupo de células chamado nó sinusal ou nó sinoatrial (SA), que está localizado na aurícula direita (ou seja, na câmara superior direita do coração). As duas câmaras superiores do coração são designadas por aurículas (singular - aurícula) e as duas câmaras inferiores são designadas por ventrículos. Cada sinal elétrico viaja através de vias especiais para as aurículas direita e esquerda, fazendo com que estas se contraiam e bombeiem sangue para os dois ventrículos. Este sinal elétrico viaja ainda mais para baixo, para outro grupo de células chamado nó atrioventricular (AV), localizado entre os átrios e os ventrículos, e abranda um pouco, permitindo que os ventrículos se encham de sangue.

Sistema de condução eléctrica

Para compreender as arritmias, é necessário compreender o sistema elétrico interno do coração. O sistema elétrico do coração controla a frequência e o ritmo do batimento cardíaco. Com cada batimento cardíaco, um sinal elétrico propaga-se da parte superior do coração para a parte inferior. À medida que o sinal se desloca, faz com que o coração se contraia e bombeie sangue. O processo repete-se com cada novo batimento cardíaco.

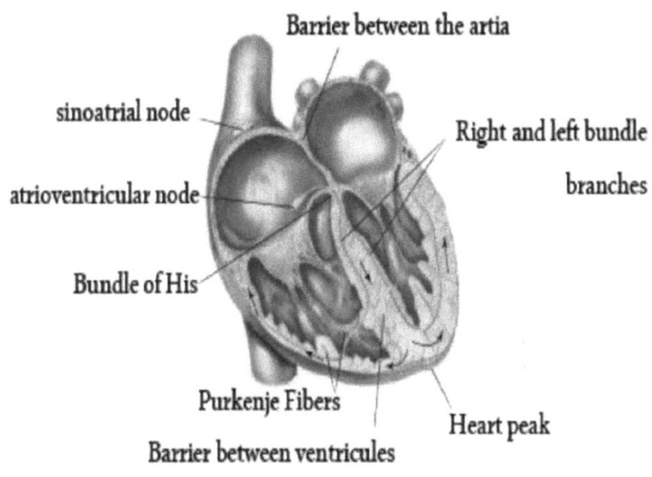

Fig. 2 Sistema elétrico do coração

Cada sinal elétrico começa num grupo de células chamado nódulo sinusal ou nódulo sinoatrial (SA). O nódulo SA está localizado na aurícula direita, que é a câmara superior direita do coração. Num coração adulto saudável em repouso, o nódulo SA dispara um sinal elétrico para iniciar um novo batimento cardíaco 60 a 100 vezes por minuto. A partir do nódulo SA, o sinal elétrico passa por vias especiais nas aurículas direita e esquerda. Isto faz com que as aurículas se contraiam e bombeiem sangue para as duas câmaras inferiores do coração, os ventrículos. O sinal elétrico desce então para um grupo de células chamado nódulo atrioventricular (AV), localizado entre as aurículas e os ventrículos. Aqui, o sinal abranda apenas um pouco, dando tempo aos ventrículos para acabarem de se encher de sangue. O sinal elétrico sai então do nódulo AV e viaja ao longo de uma via chamada feixe de His. Esta via divide-se num ramo direito e num ramo esquerdo. O sinal segue por esses ramos até os ventrículos, fazendo com que eles se contraiam e bombeiem sangue para os pulmões e para o resto do corpo. De seguida, os ventrículos relaxam e o processo de batimento cardíaco recomeça no nódulo SA.

TIPOS DE ARRITMIA

2. Tipos de arritmia

Os quatro principais tipos de arritmia são os batimentos prematuros (extra), as arritmias supraventriculares, as arritmias ventriculares e as bradiarritmias (bray-de-ah-RITH-me-ahs).

2.1-Batimentos prematuros (extra)

Os batimentos prematuros são o tipo mais comum de arritmia. Na maior parte das vezes, são inofensivos e, frequentemente, não causam quaisquer sintomas. Quando ocorrem, os sintomas são geralmente uma vibração no peito ou a sensação de um batimento irregular. Na maioria das vezes, os batimentos prematuros não necessitam de tratamento, especialmente em pessoas saudáveis. Os batimentos prematuros que ocorrem nos átrios são chamados contracções atriais prematuras ou CAPs.

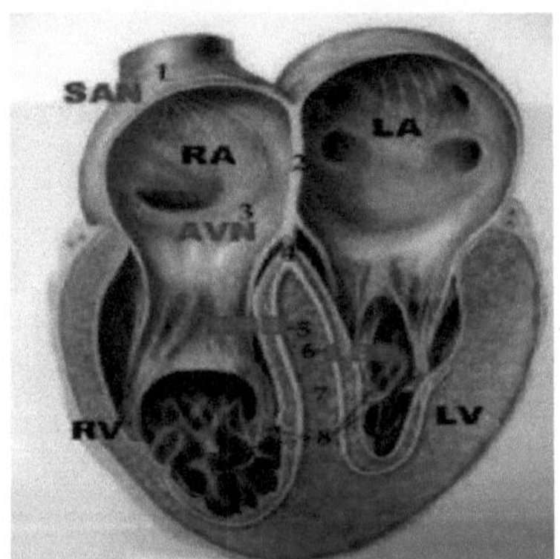

Fig.3 Batimentos prematuros

Os batimentos prematuros que ocorrem nos ventrículos são chamados contracções ventriculares prematuras, ou PVC. Na maioria dos casos, os batimentos prematuros ocorrem naturalmente, não devido a nenhuma doença cardíaca. Mas algumas doenças cardíacas podem causar batimentos prematuros. Também podem ocorrer devido a stress, demasiado exercício físico ou excesso de cafeína ou nicotina.

2.2 Arritmias supraventriculares

As arritmias supraventriculares são taquicardias (batimentos cardíacos rápidos) que têm início nos átrios ou no nódulo atrioventricular (AV). O nódulo AV é um grupo de células localizado entre os átrios e os ventrículos. Os tipos de arritmias supraventriculares incluem

- Fibrilhação auricular (FA)
- Flutter atrial
- Taquicardia supraventricular paroxística (PSVT)
- Síndrome de Wolff-Parkinson-White (WPW).

> Fibrilhação auricular

A FA é o tipo mais comum de arritmia grave. Trata-se de uma contração muito rápida e irregular das aurículas. Na FA, o sinal elétrico do coração não começa no nódulo SA. Em vez disso, o sinal começa noutra parte dos átrios ou nas veias pulmonares próximas e é conduzido de forma anormal. Quando isso acontece, o sinal elétrico não percorre as vias normais nos átrios. Em vez disso, ele se espalha pelos átrios de forma rápida e desorganizada.

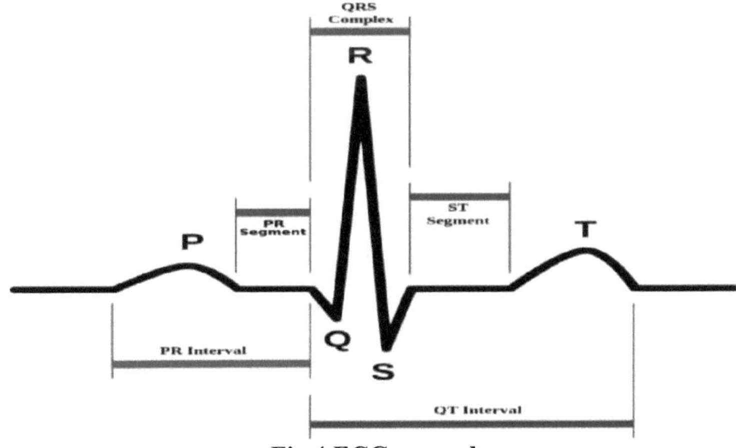

Fig.4 ECG normal

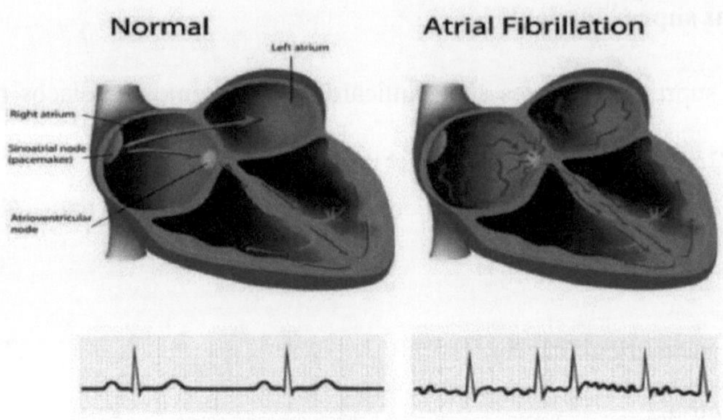

Fig.5 Fibrilhação auricular

Isso faz com que as paredes dos átrios tremam muito rápido (fibrilação) em vez de bater normalmente. Como resultado, os átrios não são capazes de bombear sangue para os ventrículos como deveriam. Na FA, os sinais eléctricos podem percorrer os átrios a uma velocidade superior a 300 por minuto. Alguns destes sinais eléctricos anormais podem viajar até aos ventrículos, fazendo com que estes batam demasiado depressa e com um ritmo irregular. Normalmente, a FA não representa uma ameaça à vida, mas pode ser perigosa quando faz com que os ventrículos batam muito depressa. As duas complicações mais graves da FA crónica (a longo prazo) são o AVC e a insuficiência cardíaca. O AVC pode ocorrer se um coágulo de sangue se deslocar para uma artéria no cérebro, bloqueando o fluxo sanguíneo. A insuficiência cardíaca ocorre quando o coração não consegue bombear sangue suficiente para atender às necessidades do corpo. A FA pode causar insuficiência cardíaca se os ventrículos baterem demasiado depressa e não tiverem tempo suficiente para se encherem de sangue para bombear para o corpo. A insuficiência cardíaca causa fadiga (cansaço), inchaço nas pernas e falta de ar. A FA e outras arritmias supraventriculares podem ocorrer sem motivo aparente. Mas, na maioria das vezes, a FA é causada por uma doença subjacente que danifica o músculo cardíaco e a sua capacidade de conduzir impulsos eléctricos. Estas condições incluem tensão arterial elevada, doença cardíaca coronária (também designada por doença das artérias coronárias), insuficiência cardíaca e doença cardíaca reumática.

> Flutter atrial

O flutter auricular é semelhante à FA, mas em vez de os sinais eléctricos se propagarem através das aurículas num ritmo rápido e irregular, propagam-se num ritmo rápido e regular. O flutter auricular é muito menos comum do que a FA, mas tem sintomas e complicações semelhantes.

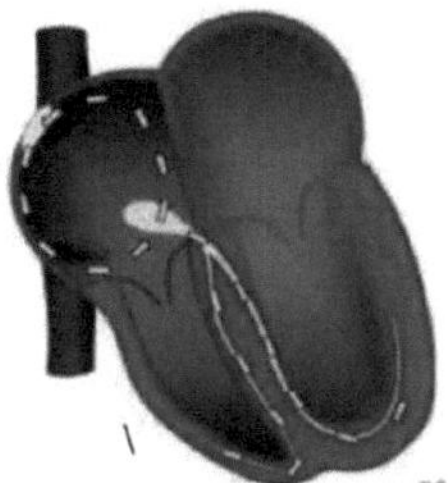

Fig.6 Flutter atrial

> Taquicardia supraventricular paroxística

A TVSP é um ritmo cardíaco muito rápido que começa e termina subitamente. A TVSP ocorre devido a problemas na ligação eléctrica entre as aurículas e os ventrículos. Na TVSP, os sinais eléctricos que começam nas aurículas e vão para os ventrículos podem voltar a entrar nas aurículas, causando batimentos cardíacos adicionais.

Este tipo de arritmia geralmente não é perigoso e tende a ocorrer em pessoas jovens. Pode ocorrer durante o exercício físico vigoroso. Um tipo especial de TVSP é a chamada síndrome de Wolff-Parkinson-White. A síndrome de WPW é uma condição em que os sinais eléctricos do coração viajam ao longo de uma via extra das aurículas para os ventrículos.

Esta via extra perturba a sincronização dos sinais eléctricos do coração e pode fazer com que os ventrículos batam muito depressa. Este tipo de arritmia pode ser fatal.

Esta via extra perturba a sincronização dos sinais eléctricos do coração e pode fazer com que os ventrículos batam muito depressa. Este tipo de arritmia pode ser fatal.

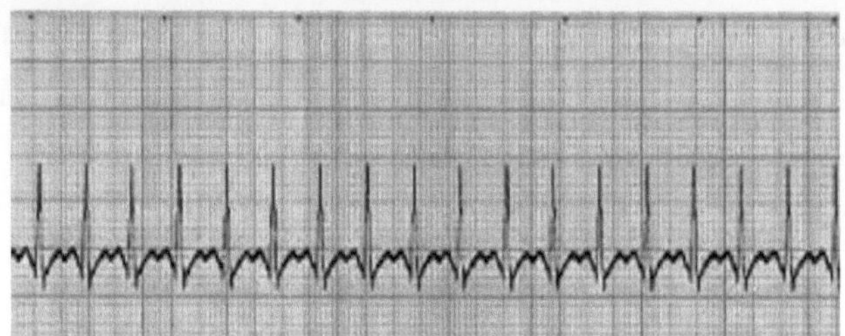

Fig.7 Taquicardia supraventricular paroxística

2.3 Arritmias ventriculares

Estas arritmias têm início nos ventrículos. Podem ser muito perigosas e, normalmente, requerem atenção médica imediata.

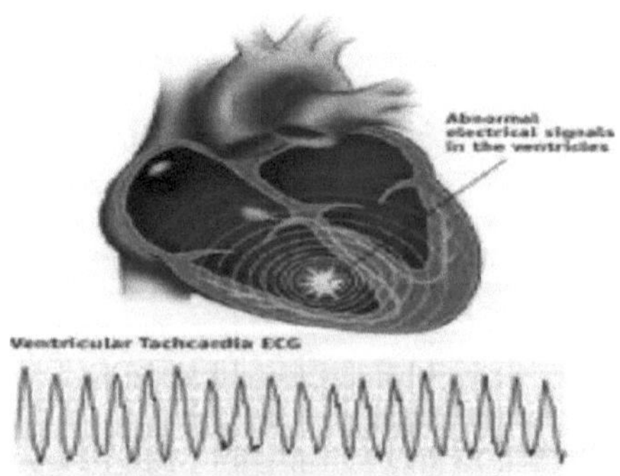

Fig.8 Arritmia ventricular

As arritmias ventriculares incluem taquicardia ventricular e fibrilação ventricular (fibrilação ventricular). Doença cardíaca coronária, enfarte do miocárdio, enfraquecimento do músculo cardíaco e outros problemas podem causar arritmias ventriculares.

> **Taquicardia ventricular**

A taquicardia ventricular é um batimento rápido e regular dos ventrículos que pode durar apenas alguns segundos ou muito mais. Muitas vezes, alguns batimentos de taquicardia ventricular não causam problemas. No entanto, os episódios que duram mais do que alguns segundos podem ser perigosos. A taquicardia ventricular pode transformar-se noutras arritmias mais perigosas, como a fibrilhação ventricular.

> **Fibrilação ventricular**

A fibrilhação ventricular ocorre quando os sinais eléctricos desorganizados fazem com que os ventrículos tremam em vez de bombearem normalmente. Sem os ventrículos a bombear sangue para o corpo, a pessoa perde a consciência em segundos e morre em minutos se não for tratada. Para evitar a morte, a doença deve ser tratada imediatamente com um choque elétrico no coração chamado desfibrilhação A fibrilhação ventricular pode ocorrer durante ou após um ataque cardíaco ou em alguém cujo coração já está fraco devido a outra doença. Os especialistas em saúde pensam que a maioria das mortes cardíacas súbitas que ocorrem todos os anos (cerca de 335 000) se deve à fibrilhação ventricular. A torsades de pointes (torsades) é um tipo de fibrilhação ventricular que provoca um padrão único num ECG (eletrocardiograma). Certos medicamentos ou quantidades desequilibradas de potássio, cálcio ou magnésio na corrente sanguínea podem causar esta condição. Pessoas com síndrome do QT longo correm um risco maior de torsades. As pessoas que têm esta condição precisam de ter cuidado ao tomar certos antibióticos, medicamentos para o coração e medicamentos de venda livre.

2.4 Bradiarritmia

As bradiarritmias são arritmias em que o ritmo cardíaco é mais lento do que o normal. Se o ritmo cardíaco for demasiado lento, não chega sangue suficiente ao cérebro. Isto pode provocar a perda de consciência. Nos adultos, um ritmo cardíaco inferior a 60 batimentos por minuto é considerado uma bradiarritmia. Algumas pessoas têm normalmente um ritmo cardíaco lento, especialmente as pessoas que estão em boa forma física. Para elas, um ritmo cardíaco inferior a 60 batimentos por minuto não é perigoso e não causa sintomas.

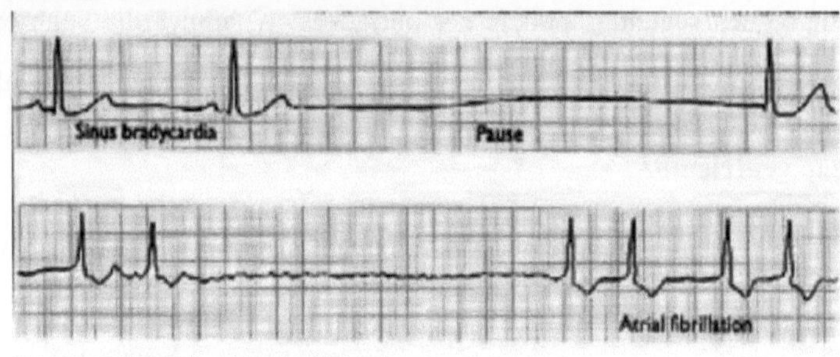

Fig.9 Bradiarritmia

As bradiarritmias podem ser causadas por:

- Ataque cardíaco
- Condições que prejudicam ou alteram a atividade eléctrica do coração, como uma glândula tiroide hipoactiva ou o envelhecimento
- Um desequilíbrio de químicos ou outras substâncias, como o potássio, no sangue
- Alguns medicamentos, como os bloqueadores beta

As bradiarritmias também podem ocorrer como resultado de um bloqueio grave do ramo. O bloqueio de ramo é uma condição em que um sinal elétrico que percorre um ou ambos os ramos do feixe é atrasado ou bloqueado. Quando isto acontece, os ventrículos não se contraem exatamente ao mesmo tempo, como deveriam. Como resultado, o coração tem de trabalhar mais para bombear sangue para o corpo. A causa do bloqueio de ramo é frequentemente uma doença cardíaca existente.

2.5 Arritmias em crianças

O ritmo cardíaco de uma criança diminui normalmente à medida que ela cresce. O coração de um recém-nascido bate entre 95 e 160 vezes por minuto. O coração de uma criança de 1 ano bate entre 90 e 150 vezes por minuto, e o coração de uma criança de 6 a 8 anos bate entre 60 e 110 vezes por minuto. O coração de um bebé ou de uma criança pode bater mais depressa ou mais devagar do que o normal por muitas razões. Tal como os adultos, quando as crianças estão activas, o seu coração bate mais depressa. Quando estão a dormir, o coração bate mais devagar. Os seus batimentos cardíacos podem acelerar e abrandar à medida que inspiram e expiram. Todas estas alterações são normais. Algumas crianças são portadoras de defeitos cardíacos que causam arritmias. Noutras crianças, as arritmias podem desenvolver-se mais tarde na infância. Os médicos utilizam os mesmos exames para diagnosticar arritmias em crianças e adultos.

Os tratamentos para crianças com arritmias incluem medicamentos, desfibrilhação (choque elétrico), dispositivos implantados cirurgicamente que controlam o ritmo cardíaco e outros procedimentos que corrigem sinais eléctricos anormais no coração.

CAUSAS

3. Causas de arritmia

Uma arritmia pode ocorrer se os sinais eléctricos que controlam o batimento cardíaco estiverem atrasados ou bloqueados. Isto pode acontecer se as células nervosas especiais que produzem sinais eléctricos não funcionarem corretamente ou se os sinais eléctricos não viajarem normalmente através do coração. Também pode ocorrer uma arritmia se outra parte do coração começar a produzir sinais eléctricos. Isto junta-se aos sinais das células nervosas especiais e perturba o batimento cardíaco normal. O tabagismo, o consumo excessivo de álcool, o consumo de determinadas drogas (como a cocaína ou as anfetaminas), o consumo de determinados medicamentos sujeitos a receita médica ou de venda livre, ou o excesso de cafeína ou nicotina podem provocar arritmias em algumas pessoas. O stress emocional forte ou a raiva podem fazer o coração trabalhar mais, aumentar a pressão arterial e libertar hormonas do stress. Em algumas pessoas, estas reacções podem provocar arritmias. Um ataque cardíaco ou uma doença subjacente que danifica o sistema elétrico do coração também pode causar arritmias. Exemplos dessas doenças incluem tensão arterial elevada, doença coronária, insuficiência cardíaca, glândula tiroide hiperactiva ou hipoactiva (produção excessiva ou insuficiente de hormonas da tiroide) e doença cardíaca reumática.

Em algumas arritmias, como a síndrome de Wolff-Parkinson-White, o defeito cardíaco subjacente que causa a arritmia é congénito (presente à nascença). Por vezes, a causa de uma arritmia não pode ser encontrada.

SINAL E SINTOMAS

4. Sinais e sintomas de uma arritmia

Muitas arritmias não causam sinais ou sintomas. Quando os sinais ou sintomas estão presentes, os mais comuns são:

- Palpitações (sensação de que o coração está a saltar uma batida, a vibrar, ou a bater demasiado forte ou depressa)
- Um batimento cardíaco lento
- Um batimento cardíaco irregular
- Sentir pausas entre os batimentos cardíacos

Os sinais e sintomas mais graves incluem:

- Ansiedade
- Fraqueza, tonturas e vertigens
- Desmaio ou quase desmaio
- Transpiração
- Falta de ar
- Dor no peito

CONTROLO DA ARRITMIA

5. Controlar a arritmia com tratamentos naturais

A arritmia é outra palavra que designa um batimento cardíaco irregular ou um sopro cardíaco, que faz com que o coração salte uma batida. A maioria dos casos de arritmia não é grave e pode ser tratada naturalmente. De entre os casos não graves, muitos

1. O primeiro tratamento natural é envolver-se no ioga. O ioga é um dos melhores exercícios que se pode fazer para aliviar o stress e a tensão. Uma das melhores posturas de ioga para controlar a arritmia chama-se "DEADPOSE". Para a fazer, deite-se de costas, coloque os braços ao lado do corpo e, com as palmas das mãos viradas para cima, respire normal e facilmente, mantendo a atenção na respiração. Pratique esta postura durante cinco minutos por dia, especialmente se se sentir stressado, para ajudar a controlar naturalmente a arritmia.

2. O magnésio ajuda a relaxar o coração e a controlar a arritmia naturalmente. Se não tiver magnésio suficiente, o seu coração pode palpitar, mas se tiver o suficiente, o médico pode pedir-lhe que mantenha o seu coração calmo e a bater. Normalmente, deve tomar 50 mg de magnésio quatro vezes por dia ou 500 mg duas vezes por dia, mantendo esta dose durante alguns meses e depois baixando a dose para 500-800 mg por dia.

3. A erva espinheiro pode ajudar a controlar a arritmia tomando 80-300 mg da erva duas vezes por dia. Algumas outras ervas que são boas para acalmar são a "KAVA-KAVA" e a passiflora. Estas duas ervas acalmam o sistema nervoso simpático que controla a resposta de "luta ou fuga". Para KAVA-KAVA tomar 200 mg ou 40 gotas de tintura.

DIAGNÓSTICO

6. Diagnóstico de arritmias

As arritmias podem ser difíceis de diagnosticar, especialmente os tipos que só causam sintomas de vez em quando. Os médicos utilizam vários métodos para ajudar a diagnosticar arritmias, incluindo histórias clínicas e familiares, exame físico e testes e procedimentos de diagnóstico.

Especialistas envolvidos

Os médicos que se especializam no diagnóstico e tratamento de doenças cardíacas incluem:

- Cardiologistas. Estes médicos tratam de adultos com problemas cardíacos.
- Cardiologistas pediátricos. Estes médicos tratam de bebés, crianças e jovens com problemas cardíacos.
- Electrofisiologistas. Estes médicos são cardiologistas ou cardiologistas pediátricos especializados em arritmias.

Testes e procedimentos de diagnóstico

I. ECG (Eletrocardiograma)

O eletrocardiograma é o exame mais comum utilizado para diagnosticar arritmias. O eletrocardiograma é um exame simples que detecta e regista a atividade eléctrica do coração. O teste mostra a velocidade a que o coração está a bater e o seu ritmo (estável ou irregular). Também regista a força e o tempo da passagem eléctrica através de cada parte do coração. Um ECG normal apenas regista o batimento cardíaco durante alguns segundos. Não detecta arritmias que não ocorram durante o exame. Para diagnosticar arritmias que vão e vêm, o médico pode pedir-lhe para usar um monitor de ECG portátil. Os dois tipos mais comuns de ECG portátil são o Holter e o monitor de eventos.

II. Holter e monitores de eventos

Um monitor Holter regista os sinais eléctricos do coração durante um período completo de 24 ou 48 horas. O utilizador usa um monitor Holter enquanto realiza as suas actividades diárias normais. Isto permite que o monitor registe o coração durante mais tempo do que um ECG normal. Um monitor de eventos é semelhante a um monitor Holter. O utilizador usa um monitor de eventos enquanto faz as suas actividades normais. No entanto, um monitor de eventos só regista a atividade eléctrica do coração em determinados momentos enquanto o utilizador o usa. Em muitos monitores de eventos, é necessário premir um botão para iniciar o monitor quando se sentem sintomas. Outros monitores de eventos iniciam-se automaticamente quando detectam ritmos cardíacos anormais. Alguns monitores de eventos são capazes de enviar dados sobre a atividade eléctrica do coração para uma estação de monitorização central. Os técnicos da estação analisam a informação e enviam-na ao seu médico. Também pode utilizar o dispositivo para comunicar quaisquer sintomas que esteja a ter. Pode usar um monitor de eventos durante 1 a 2 meses, ou o tempo necessário para obter um registo do seu coração durante os sintomas.

III. Outros testes

Também são utilizados outros exames para ajudar a diagnosticar arritmias.

> **Análises ao sangue.** As análises ao sangue verificam o nível de substâncias no sangue, como o potássio ou a hormona da tiroide, que podem aumentar as probabilidades de ter uma arritmia.

> **Radiografia do tórax.** A radiografia do tórax é um exame indolor que cria imagens das estruturas do tórax, como o coração e os pulmões. Este exame pode mostrar se o coração está aumentado.

> Este exame utiliza ondas sonoras para criar uma imagem em movimento do seu coração. A ecocardiografia (eco) fornece informações sobre o tamanho e a forma

do coração e sobre o bom funcionamento das câmaras e válvulas cardíacas.

O exame também pode identificar áreas de fluxo sanguíneo insuficiente para o coração, áreas do músculo cardíaco que não se estão a contrair normalmente e lesões anteriores do músculo cardíaco causadas por fluxo sanguíneo insuficiente. Existem vários tipos diferentes de ecografia, incluindo a ecografia de esforço. Este exame é efectuado antes e depois de uma prova de esforço (ver abaixo). A ecografia de esforço é geralmente efectuada para determinar se o fluxo sanguíneo no coração está diminuído, o que constitui um sinal de doença cardíaca coronária (DCC). Um eco transesofágico (tranz-ih-sof-uh-JEE-ul), ou ETE, é um tipo especial de eco que tira fotografias da parte posterior do coração através do esófago (a passagem que vai da boca para o estômago).

> **Teste de esforço .** Alguns problemas cardíacos são mais fáceis de diagnosticar quando o coração está a trabalhar intensamente e a bater depressa. Durante a prova de esforço, o doente faz exercício (ou é-lhe administrado um medicamento se não conseguir fazer exercício) para que o seu coração trabalhe intensamente e bata depressa enquanto são feitos os testes cardíacos.

Estes exames podem incluir a ecografia nuclear cardíaca, o ecocardiograma e a ressonância magnética (MRI) e a tomografia por emissão de positrões (PET) do coração.

> **Estudo eletrofisiológico (EPS).** Este exame é utilizado para avaliar arritmias graves. Durante um EPS, um fio fino e flexível é passado através de uma veia na virilha (parte superior da coxa) ou no braço até ao coração. O fio regista os sinais eléctricos do coração.

O médico utiliza o fio para estimular eletricamente o coração e provocar uma arritmia. Isto permite ao médico verificar se um medicamento anti-arritmia pode parar o problema.

A ablação por cateter, um procedimento utilizado para corrigir alguns tipos de arritmia, pode ser efectuada durante um EEF

> **Teste de inclinação da mesa.** Este teste é por vezes utilizado para ajudar a descobrir a causa dos desmaios. O doente deita-se mesa que passa de uma posição deitada para uma posição direita. O médico observa o ritmo cardíaco, a leitura do eletrocardiograma e a tensão arterial durante o exame. O médico também pode administrar medicamentos e verificar a reação ao medicamento.

> **Angiografia coronária.** A angiografia coronária utiliza um corante e raios X especiais para mostrar o interior das artérias coronárias (coração). Durante o exame, é introduzido um tubo longo, fino e flexível, denominado cateter, num vaso sanguíneo do braço, virilha (parte superior da coxa) ou pescoço. O tubo é depois introduzido nas artérias coronárias e o corante é injetado na corrente sanguínea. São tiradas radiografias especiais enquanto o corante está a fluir através das artérias coronárias. O corante permite ao médico estudar o fluxo de sangue através do coração e dos vasos sanguíneos. Isto ajuda o médico a encontrar bloqueios que podem causar um ataque cardíaco.

> **Gravador de laço implantável.** Este dispositivo detecta ritmos cardíacos anormais. É efectuada uma pequena cirurgia para colocar este dispositivo sob a pele na zona do peito. Um gravador de laço implantável ajuda os médicos a perceber porque é que uma pessoa pode estar a ter palpitações ou desmaios.

TRATAMENTO

7. Tratamento de arritmias

O tratamento da arritmia só é necessário se estiver a colocar o doente em risco de uma arritmia mais grave ou de uma complicação.

Tratamento para bradicardias (batimento cardíaco demasiado lento)

Se a bradicardia for causada por um problema subjacente, como uma glândula tiroide pouco ativa ou um efeito secundário de um medicamento, esse problema tem de ser tratado primeiro. Se não for detectado qualquer problema subjacente, o médico pode aconselhar a implantação de um pacemaker.

> **Pacemaker** - este dispositivo substitui a função do nódulo atrioventricular. Um pacemaker é um pequeno dispositivo que é colocado sob a pele do tórax ou do abdómen para ajudar a controlar ritmos cardíacos anormais; utiliza impulsos eléctricos para levar o coração a bater a um ritmo normal.

Tratamento de taquicardias (batimentos cardíacos demasiado rápidos)

> **Manobras vagais** - certas manobras que o doente pode efetuar sozinho podem parar uma arritmia que começa acima da metade inferior do coração (SVY). Estas manobras podem consistir em o doente suster a respiração e fazer esforço, tossir ou submergir a cara em água gelada. O médico, o enfermeiro ou um fisioterapeuta especializado podem sugerir outras manobras. Estas manobras afectam os nervos vagais e provocam frequentemente uma diminuição do ritmo cardíaco

Medicamentos - Não curam o doente, mas são geralmente eficazes na redução dos episódios de taquicardia, bem como no abrandamento do ritmo cardíaco quando estes ocorrem. Os medicamentos antiarrítmicos têm de ser tomados corretamente para obter melhores resultados e evitar complicações. Em alguns casos, se os medicamentos abrandarem demasiado o ritmo cardíaco, o doente pode precisar de um pacemaker.

Cardioversão - Se a taquicardia tiver início nas aurículas (metade superior do coração) e incluir fibrilhação auricular, o médico pode utilizar um choque elétrico para repor o ritmo regular do coração - a isto chama-se cardioversão. A cardioversão é efectuada externamente; normalmente, o doente recebe um medicamento para relaxar. O procedimento é indolor.

Terapia de ablação - Ablação significa "retirar a doença". Um ou mais cateteres são introduzidos no interior do coração através de vasos sanguíneos. São colocados em zonas do coração que se pensa serem as fontes da arritmia. Os eléctrodos nas extremidades do cateter são aquecidos. Por vezes, as pontas são arrefecidas e o tecido problemático é congelado. Uma pequena porção de tecido cardíaco é destruída (ablacionada), criando um bloqueio elétrico ao longo da via que está a causar a arritmia.

CDI (cardioversor-desfibrilhador implantável) - Se o doente tiver um risco elevado de desenvolver um batimento cardíaco muito rápido ou trémulo (fibrilhação) nos ventrículos, pode ser implantado um CDI. Existem também CDIs para a fibrilhação auricular (tremores na metade superior do coração). O dispositivo é implantado perto da clavícula esquerda - os fios com eléctrodos vão do CDI, através das veias, até ao coração. O CDI monitoriza o ritmo cardíaco e estimula o coração, tal como um pacemaker, assim que detecta um ritmo anormalmente lento. Os especialistas dizem que o CDI é melhor do que os medicamentos para reduzir significativamente o risco de uma arritmia fatal.

Procedimento do labirinto - é efectuada uma série de incisões cirúrgicas nos átrios (metade superior do coração). Estas cicatrizam nos átrios, formando limites que fazem com que os impulsos eléctricos se desloquem corretamente para que o coração bata de forma eficiente. Trata-se de uma cirurgia de coração aberto e é normalmente utilizada em doentes que não responderam suficientemente bem a outros tratamentos. Os procedimentos de labirinto têm uma boa taxa de sucesso.

Cirurgia de aneurisma ventricular - se um aneurisma (protuberância) num vaso sanguíneo que conduz ao coração estiver a causar a arritmia e outros tratamentos não funcionarem, um cirurgião pode remover o aneurisma. Este procedimento cirúrgico tem uma boa taxa de sucesso - é por vezes utilizado se o CDI implantado ou a ablação por cateter não funcionarem.

Cirurgia de bypass coronário - um doente com taquicardia ventricular frequente que também tenha doença arterial coronária grave pode ser aconselhado a submeter-se a uma cirurgia de bypass coronário. As artérias ou veias de outras partes do corpo do doente são enxertadas nas artérias coronárias para contornar os estreitamentos ateroscleróticos e melhorar o fornecimento de sangue à circulação coronária que alimenta o músculo cardíaco (miocárdio). O tratamento é necessário quando uma arritmia provoca sintomas graves, como tonturas, dores no peito ou desmaios. O tratamento também é necessário se uma arritmia aumentar o risco de complicações, como insuficiência cardíaca, acidente vascular cerebral ou paragem cardíaca súbita.

Medicamentos

Os medicamentos podem ser utilizados para acelerar um coração que está a bater demasiado devagar ou para abrandar um coração que está a bater demasiado depressa. Também podem ser utilizados para converter um ritmo cardíaco anormal num ritmo normal e estável. Os medicamentos que fazem isso são chamados de antiarrítmicos.

Alguns dos medicamentos utilizados para abrandar um ritmo cardíaco acelerado são os beta-bloqueadores (como o metoprolol e o atenolol), os bloqueadores dos canais de cálcio (como o diltiazem e o verapamil) e a digoxina (digitálicos). Estes medicamentos são frequentemente utilizados para abrandar o ritmo cardíaco em pessoas que têm fibrilhação auricular.

Alguns dos medicamentos utilizados para restaurar um ritmo cardíaco anormal para um ritmo normal são a amiodarona, o sotalol, a flecainida, a propafenona, a dofetilida, a ibutilida, a quinidina, a procainamida e a disopiramida. Estes medicamentos têm frequentemente efeitos secundários. Alguns dos efeitos secundários podem agravar uma arritmia ou mesmo causar um tipo diferente de arritmia.

As pessoas que têm fibrilhação auricular e algumas outras arritmias são frequentemente tratadas com anticoagulantes, ou diluentes de sangue, para reduzir o risco de formação de coágulos sanguíneos. A aspirina, a varfarina (Coumadin®) e a heparina são anticoagulantes normalmente utilizados.

Os medicamentos também podem controlar uma doença subjacente, como uma doença cardíaca ou um problema da tiroide, que possa estar a causar uma arritmia.

Procedimentos médicos

Algumas arritmias são tratadas com um pacemaker. Um pacemaker é um pequeno dispositivo que é colocado sob a pele do tórax ou do abdómen para ajudar a controlar ritmos cardíacos anormais. Este dispositivo utiliza impulsos eléctricos para levar o coração a bater a um ritmo normal. A maioria dos pacemakers contém um sensor que ativa o dispositivo apenas quando o ritmo cardíaco é anormal. Algumas arritmias são tratadas com uma descarga eléctrica no coração. Este tipo de tratamento é designado por cardioversão ou desfibrilhação, dependendo do tipo de arritmia que está a ser tratada. Algumas pessoas com risco de fibrilhação ventricular são tratadas com um dispositivo chamado desfibrilhador cardioversor implantável (CDI). Tal como um pacemaker, um CDI é um pequeno dispositivo que é colocado sob a pele no peito. Este dispositivo utiliza impulsos eléctricos ou choques para ajudar a controlar arritmias potencialmente fatais.

O CDI monitora continuamente o batimento cardíaco. Se detetar uma arritmia ventricular perigosa, envia um choque elétrico ao coração para restabelecer um ritmo cardíaco normal.

Um procedimento chamado ablação por cateter é por vezes utilizado para tratar certos tipos de arritmia quando os medicamentos não funcionam.

Durante este procedimento, é introduzido um tubo longo, fino e flexível num vaso sanguíneo do braço, virilha (parte superior da coxa) ou pescoço. O tubo é guiado até ao coração através do vaso sanguíneo. Uma máquina especial envia energia para o coração através do tubo.

Esta energia encontra e destrói pequenas áreas do tecido cardíaco onde os batimentos cardíacos anormais podem causar o início de uma arritmia. A ablação por cateter é normalmente efectuada num hospital como parte de um estudo de eletrofisiologia

Cirurgia

Por vezes, uma arritmia é tratada com cirurgia. Isto ocorre frequentemente quando a cirurgia já está a ser feita por outro motivo, como a reparação de uma válvula cardíaca. Um tipo de cirurgia para fibrilação atrial é chamado de cirurgia de "labirinto". Nesta operação, o cirurgião faz pequenos cortes ou cortes nos átrios que impedem a propagação de sinais eléctricos desorganizados. Se a doença cardíaca coronária estiver a causar arritmias, pode ser recomendada a cirurgia de bypass da artéria coronária. Esta cirurgia melhora o fornecimento de sangue ao músculo cardíaco.

Outros tratamentos

As manobras vagais são outro tratamento para a arritmia. Estes exercícios simples podem por vezes parar ou abrandar certos tipos de arritmias supraventriculares.

Fazem-no afectando o nervo vago, que ajuda a controlar o ritmo cardíaco.

Algumas manobras vagais incluem:

- Mordaça
- Suster a respiração e baixar a cabeça (manobra de Valsalva)
- Mergulhar o rosto em água gelada
- Tosse
- Colocar os dedos nas pálpebras e pressionar suavemente para baixo

As manobras vagais não são um tratamento adequado para todos

PREVENÇÃO

8. Prevenção de arritmias

Manter um ritmo cardíaco saudável tratar ou, quando possível, eliminar os factores de risco que podem levar a doenças cardiovasculares ou arritmias cardíacas

- Fazer escolhas de estilo de vida saudáveis. Viver uma vida "saudável para o coração" é a melhor forma de diminuir as hipóteses de desenvolver doenças cardíacas. Praticar exercício físico regularmente e adotar uma dieta saudável e pobre em gorduras, com muitos vegetais, frutas e outros alimentos ricos em vitaminas, são os pilares de uma vida "saudável para o coração".
- Manter um peso saudável.
- Deixar de fumar e evitar o fumo passivo. O tabaco contribui para cerca de um terço de todas as doenças cardiovasculares.
- Evitar ou limitar a ingestão de cafeína, álcool e outras substâncias que possam contribuir para arritmias ou doenças cardíacas.
- Evitar o stress desnecessário, como a raiva, a ansiedade ou o medo, e encontrar formas de gerir ou controlar as situações de stress que não podem ser evitadas.
- Fazer exames físicos regulares e comunicar imediatamente ao médico quaisquer sintomas invulgares. Os Centros de Controlo e Prevenção de Doenças sugerem que as famílias com um historial de arritmias ou paragem cardíaca súbita considerem a possibilidade de rastrear os membros mais jovens da família.
- Procurar tratamento para problemas de saúde subjacentes que possam contribuir para arritmias e doenças cardíacas. Qualquer uma das seguintes condições pode aumentar a probabilidade de desenvolver arritmias:

> Doença das artérias coronárias
> Doença cardíaca congénita
> Insuficiência cardíaca
> Acidente vascular cerebral

- Aterosclerose
- Lesões nas válvulas cardíacas
- Tensão arterial elevada
- Colesterol elevado
- Diabetes
- Fumar
- Obesidade
- Doença da tiroide
- Dieta rica em gorduras
- Falta de exercício físico
- Consumo excessivo de álcool
- Toxicodependência
- Certos medicamentos de venda livre e com receita médica, suplementos dietéticos e remédios à base de plantas
- Stress

CLASSIFICAÇÃO DOS ANTIARRÍTMICOS

9. Classificação dos medicamentos anti-arrítmicos

Class	Known as	Examples	Mechanism	Clinical uses [1]
Ia	fast-channel blockers	• Quinidine • Procainamide • Disopyramide	(Na^+) channel block (intermediate association/dissociation)	• Ventricular arrhythmias • prevention of paroxysmal recurrent atrial fibrillation (triggered by vagal overactivity), *procainamide in Wolff-Parkinson-White syndrome
Ib		• Lidocaine • Phenytoin • Mexiletine	(Na^+) channel block (fast association/dissociation)	• treatment and prevention during and immediately after myocardial infarction, though this practice is now discouraged given the increased risk of asystole • ventricular tachycardia • atrial fibrillation
Ic		• Flecainide • Propafenone • Moricizine	(Na^+) channel block (slow association/dissociation)	• prevents paroxysmal atrial fibrillation • treats recurent tachyarrhythmias of abnormal conduction system. • contraindicated immediately post-myocardial infarction.
II	Beta-blockers	• Propranolol • Esmolol • Timolol • Metoprolol • Atenolol • Bisoprolol	beta blocking Propranolol also shows some class I action	• decrease myocardial infarction mortality • prevent recurrence of tachyarrhythmias
III		• Amiodarone • Sotalol • Ibutilide • Dofetilide • E-4031	K^+ channel blocker Sotalol is also a beta blocker[2]	• In Wolff-Parkinson-White syndrome • (sotalol:) ventricular tachycardias and atrial fibrillation • (Ibutilide:) atrial flutter and atrial fibrillation
IV	slow-channel blockers	• Verapamil • Diltiazem	Ca^{2+} channel blocker	• prevent recurrence of paroxysmal supraventricular tachycardia • reduce ventricular rate in patients with atrial fibrillation
V		• Adenosine • Digoxin	Work by other or unknown mechanisms (Direct nodal inhibition).	Used in supraventricular arrhythmias, especially in Heart Failure with Atrial Fibrillation, contraindicated in ventricular arrhythmias.

Agentes de classe I

Os agentes antiarrítmicos de classe I interferem com o canal de sódio. Os agentes da classe I são agrupados de acordo com o efeito que têm no canal de Na^+ e o efeito que têm nos potenciais de ação cardíacos.

Os agentes da classe 1 são designados agentes estabilizadores da membrana. "Estabilizador" é a palavra utilizada para descrever a diminuição da excitogenicidade da membrana plasmática provocada por estes agentes. (Também é digno de nota o facto de alguns agentes da classe 2, como o propranolol, também terem um efeito estabilizador da membrana).

Os agentes da classe I estão divididos em três grupos (la, lb e 1c) com base no seu efeito sobre a duração do potencial de ação[3][4].

- 1A prolonga o potencial de ação (deslocamento para a direita)
- IB encurta o potencial de ação (deslocamento para a esquerda)
- 1C não afecta significativamente o potencial de ação (não há alteração)

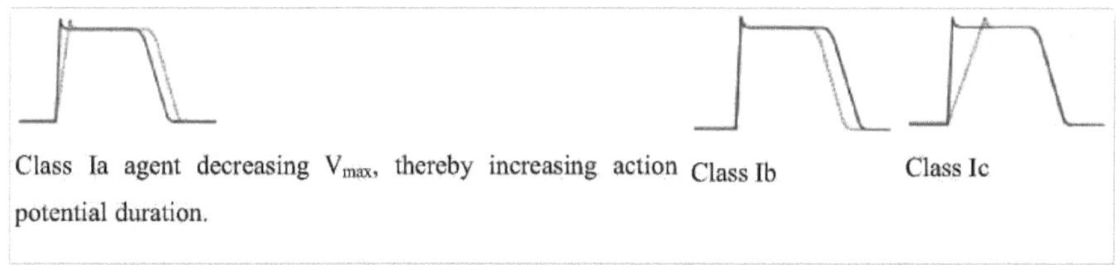

Class Ia agent decreasing V_{max}, thereby increasing action potential duration. Class Ib Class Ic

Agentes da classe II

Os agentes da classe II são os bloqueadores beta convencionais. Actuam bloqueando os efeitos das catecolaminas nos receptores bradrenérgicos, diminuindo assim a atividade simpática no coração. Estes agentes são particularmente úteis no tratamento das taquicardias supraventriculares. Diminuem a condução através do nódulo AV.

Os agentes da classe II incluem o atenolol, o esmolol, o propranolol e o metoprolol.

Agentes da classe III

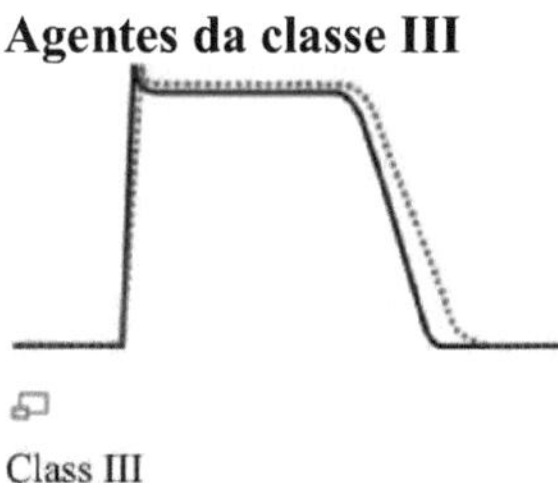

Class III

Os agentes da classe III bloqueiam predominantemente os canais de potássio, prolongando assim a repolarização[5]. Como estes agentes não afectam o canal de sódio, a velocidade de condução não diminui. O prolongamento da duração do potencial de ação e do período refratário, combinado com a manutenção da velocidade de condução normal, previne as arritmias reentrantes. (O ritmo reentrante tem menos probabilidade de interagir com o tecido que se tornou refratário). Os fármacos incluem: amiodarona, ibutilida, sotalol, dofetilida e dronedarona.

Agentes da classe IV

Os agentes da classe IV são bloqueadores lentos dos canais de cálcio. Diminuem a condução através do nódulo AV e encurtam a fase dois (o plateau) do potencial de ação cardíaco. Assim, reduzem a contratilidade do coração, pelo que podem ser inadequados na insuficiência cardíaca. No entanto, ao contrário dos bloqueadores beta, permitem que o organismo mantenha o controlo adrenérgico da frequência cardíaca e da contratilidade.

Os agentes da classe IV incluem o verapamil e o diltiazem.

Outros agentes ("classe V")

Desde o desenvolvimento do sistema de classificação original de Vaughan-Williams, foram utilizados agentes adicionais que não se enquadram claramente nas categorias I a IV.

Algumas fontes utilizam o termo "Classe V". No entanto, são mais frequentemente identificados pelo seu mecanismo exato.

Os agentes incluem:

- Digoxina, que diminui a condução de impulsos eléctricos através do nódulo AV e aumenta a atividade vagal através da sua ação central no sistema nervoso central.
- Adenosina[7]
- Sulfato de magnésio, [8] que tem sido usado para torsades de pointcs[9][10].
- Sulfato de magnésio, [8] que tem sido utilizado para torsades de pointes[9][10].

MECANISMO DE ACÇÃO

10. Mecanismos de ação

Aumento do automatismo anormal

> Devido ao aumento da despolarização lenta observada na fase 4 Automatismo anormal

> Mecanismo pelo qual os impulsos espontâneos são gerados em fibras que estão parcialmente despolarizadas devido a algum processo patológico

> As caraterísticas da automaticidade anormal são uma função da magnitude da despolarização da membrana. Em níveis elevados de potencial de membrana no sistema de Purkinje, a corrente de pacemaker é uma corrente de entrada de Na, enquanto em níveis baixos (por exemplo, durante isquémia grave) a despolarização de fase 4 é causada pelo decaimento das correntes K repolarizantes e os potenciais de ação gerados dependem principalmente da atividade desencadeada por lea

> Arritmias que surgem como resultado de uma despolarização posterior

> A ocorrência de uma despolarização posterior depende do impulso anterior (ou série de impulsos)

> As despolarizações posteriores podem interromper o processo de repolarização (precoce: EAD) ou ocorrer após a sua conclusão (retardada: DAD)

> Vários mecanismos para as DAE. Todos resultam numa alteração da corrente líquida de entrada na membrana que atrasa ou interrompe a despolarização

> A DAE surge mais frequentemente em frequências cardíacas lentas ou após longas pausas, na presença de intervalos que prolongam o potencial de ação

> O DAD é causado por uma sobrecarga de Ca intracelular que resulta na libertação repetida de Ca do SR. As alterações oscilatórias resultantes na atividade do Ca intracelular causam uma corrente de despolarização não desejada que está na base do DAD

Classificação
Classe I - estabilizadores de membrana

- Deprimem a despolarização da membrana da célula cardíaca, restringindo a entrada da corrente rápida de sódio, o que resulta numa redução da taxa máxima de aumento da fase 0 do potencial de ação. Isto leva a uma taxa de condução mais lenta, a um aumento do limiar de excitação e a um prolongamento do período refratário efetivo.
- Também reduzem a taxa de despolarização diastólica da fase 4, em doses que não têm outros efeitos, causando uma redução da automaticidade espontânea.
- Os fármacos da classe I subdividem-se ainda pelo seu efeito na duração do potencial de ação:

Ia

> prolongar o potencial de ação

> taxa de subida lenta da fase 0

> prolongar a repolarização

> prolongam a refractariedade através do bloqueio de vários tipos de canais de potássio

> prolongamento do PR, QRS, QT

> bloqueio moderado dos canais de sódio

ex: quinidina, procainamida, disopiramida

Ib

> encurtar o potencial de ação

> efeito limitado na taxa de subida da fase 0

> encurtar a repolarização

> encurtar o intervalo QT

> aumentar o limiar de fibrilhação

> bloqueio ligeiro-moderado dos canais de sódio

> pouco efeito sobre a refratariedade, uma vez que não há praticamente nenhum bloqueio dos canais de potássio

> ex: lignocaína, mexilitina, fenitoína, propafenona

Ic

> efeito na duração do potencial de ação

> reduz acentuadamente a taxa de subida da fase 0

> pouco efeito na repolarização

> prolonga acentuadamente o PR e o QRS

> bloqueio acentuado dos canais de Na

> prolongar a refractariedade através do bloqueio dos canais de potássio rectificadores do exterior

> por exemplo, flecainida

Classe II

> diminuem o potencial de desenvolvimento de arritmias em resposta às catecolaminas, por exemplo, o bretylium: bloqueia a libertação de transmissores simpáticos

> bloqueadores beta: antagonistas competitivos e também bloqueiam o possível efeito arritmogénico do AMPc

> bloqueio indireto da abertura dos canais de Ca, atenuando a ativação adrenérgica

Classe III

> Bloqueadores dos canais K: prolongam a duração do potencial de ação, com o consequente prolongamento do período refratário efetivo

> por exemplo, amiodarona, sotalol, disopiramida, bretylium

Classe IV

bloqueadores dos canais de cálcio

> inibem a corrente de entrada lenta mediada pelo cálcio e deprimem as fases 2 e 3

> células de pacemaker SAN lentas e condução AVN por bloqueio direto dos canais de Ca

> têm efeitos importantes nas partes superior e média do nódulo AV

> pode ter um valor especial no bloqueio de um membro de um circuito de reentrada

Local de ação

SAN, átrio

> Ia ex. quinidina, disopiramida
> II bloqueadores beta
> III ex: amiodarona
> Verapamil IV
> digoxina

AVN

> Ia disopiramida
> Ic eg flecainida
> II bloqueadores beta
> III amiodarona
> Verapamil IV
> Digoxina

Via anómala

> Ia disopiramida, quinidina
> Flecainida Ic (mais eficaz)
> III amiodarona

Ventrículo

> ladisopiramida,quinidina
> lb lignocaína, mexilitina
> Ic flecainida
> II bretylium
> III amiodarona

Medicamentos individuais

Quinidina

Mecanismo de ação

> Diminuir a taxa máxima de subida da fase 0

> Deprime a despolarização espontânea de fase 4 em células automáticas (resulta em QT prolongado)

> Em geral, abranda a condução através das fibras auriculares, ventriculares e de Purkinje, causando o prolongamento do QRS, mas geralmente não tem efeito sobre a frequência sinusal ou o intervalo R

> A ação antivagal pode acelerar a condução do AVN

Farmacocinética

> **Admin:** PO - absorção rápida e quase completa. Existem preparações SR, mas a sua biodisponibilidade pode ser inferior à da formulação padrão. Nunca administrada por via intravenosa, pois pode causar hipotensão grave e depressão do miocárdio.

> **Distribuição:** concentrações plasmáticas máximas às 2-3 horas. 80% ligado à albumina. Volume de distribuição reduzido na insuficiência cardíaca, resultando em níveis plasmáticos mais elevados, o que pode levar a toxicidade

> **Eliminação:** 85-90% são hidroxilados no fígado em metabolitos com menor atividade antiarrítmica, tl/2 5-7 horas. Apenas 10-15% são excretados

inalterados na urina, mas a excreção renal pode ser aumentada de forma útil se a urina for acidificada. Por outro lado, a insuficiência cardíaca ou a administração de antiácidos ou tiazidas pode levar a alcalose metabólica e causar toxicidade.

Utilizações clínicas

- Limitada pela falta de preparação IV para profilaxia após cardioversão ou após administração aguda de lidocaína. Mantém eficazmente o ritmo sinusal após cardioversão da FA, mas a mortalidade aumenta
- Eficaz contra as arritmias auriculares e ventriculares. No entanto, a melhoria da condução AV pode resultar num aumento perigoso da frequência ventricular na fibrilhação auricular ou flutter, pelo que o pré-tratamento com digoxina deve ser efectuado antes de qualquer tentativa de conversão destas arritmias com quinidina
- A utilização deve provavelmente ser limitada a doentes com arritmias potencialmente fatais em que a quinidina tenha sido "provada" como eficaz por EPS

Efeitos adversos

- Níveis plasmáticos elevados causam depressão do miocárdio, vasodilatação e hipotensão
- paragem sinusal
- Dissociação AV
- Prolongamento do intervalo QT e, consequentemente, torsades de pointes. Todos os fármacos do tipo la estão associados ao risco de torsades de pointes, mas a quinidina parece ser o pior agressor
- São frequentes as náuseas, os vómitos e a diarreia
- Cinchonismo: dores de cabeça, zumbidos, surdez parcial, perturbações da visão

e náuseas

> Reacções de hipersensibilidade: febre, púrpura, trombocitopenia, disfunção hepática

> Anemia hemolítica de May ppt em doentes com deficiência de glucose-6-fosfato desidrogenase

Interações medicamentosas

> A hipocaliémia induzida por diuréticos pode produzir arritmias potencialmente fatais em doentes medicados com fármacos que prolongam o intervalo QT. A arritmia caraterística é a TV

> Pode aumentar os níveis séricos de digoxina

> A cimetidina e alguns bloqueadores beta reduzem o fluxo sanguíneo hepático e podem causar concentrações tóxicas

> Concentrações diminuídas por indutores de enzimas hepáticas (por exemplo, fenitoína, fenobarbitona)

Procainamida

Mecanismo de ação

> Diminuir a taxa máxima de subida da fase 0

> Deprime a despolarização espontânea de fase 4 em células automáticas (resulta em QT prolongado)

> Em geral, abranda a condução através das fibras auriculares, ventriculares e de Purkinje, causando o prolongamento do QRS, mas geralmente não tem efeito sobre a frequência sinusal ou o intervalo R

> A ação antivagal pode acelerar a condução do AVN

Utilização clínica

> Arritmias atriais e ventriculares - pode ser mais eficaz do que a lidocaína no

tratamento da TV

> Utilização limitada pela semi-vida curta

Farmacocinética

Admin: IV/PO. 85% biodisponível com rápida absorção - os níveis máximos ocorrem 1 hora após a administração

Distribuição: 15% ligado às proteínas plasmáticas. Concentração no coração e na maioria dos outros tecidos > plasma

Metab: 30% metabolizado no metabolito ativo N-acetil procainamida. Os acetiladores lentos requerem doses de manutenção menores

Eliminação: 90% na urina inalterada ou acetilada. Excreção diminuída na insuficiência renal, urina alcalina e

CCF. t1/2 2-3.5 hrs - preparação de libertação lenta disponível

Efeitos adversos

> A injeção IV rápida pode diminuir o DC e causar vasodilatação, resultando em hipotensão

> Aumenta o intervalo PR +/- aumenta os graus de bloqueio cardíaco, em comparação com a disopiramida e a procainamida exerce o menor efeito vagolítico

> Pode resultar em prolongamento do QRS e do QT, especialmente em acetiladores lentos

> utilização oral prolongada associada a LES induzido por medicamentos

> Distúrbios gastrointestinais (menos frequentes do que com a quinidina)

Interações medicamentosas

> A hipocaliémia induzida por diuréticos pode causar arritmias potencialmente fatais em doentes medicados com fármacos que prolongam o intervalo QT. A

arritmia caraterística é a TV.

Disopiramida

Modo de ação

- Semelhante à quinidina
- aumenta a aurícula {abolição do período ectópico e refratário aurícula reentrante diminui o nó sinusal {arritmias período refratário
- efeito anticolinérgico (> quinidina/procainamida): antagoniza as acções vagais e pode ser útil na supressão de arritmias supra-ventriculares
- retarda a condução na via acessória e, por vezes, prolonga o período refratário de His-Purkinje, embora tenha pouco efeito na duração do PR, QT ou QRS
- alguns efeitos de bloqueio do Ca

Farmacocinética

Admin: PO/IV. Após o enfarte do miocárdio, os doentes atingem níveis plasmáticos mais baixos após a dose oral.
Distribuição: níveis máximos em 2 horas. 25% da proteína plasmática liga-se, mas a ligação é saturável e depende tanto da concentração de disopiramida como do metabolito - contribui para a sua propriedade farmacocinética invulgar de maior depuração renal em níveis plasmáticos mais elevados. Volume de distribuição diminui após enfarte do miocárdio **Metabolismo:** fígado - 40% metabolizado para um metabolito que é apenas ligeiramente menos ativo contra as arritmias auriculares mas é inativo contra as arritmias ventriculares
Elim: o fármaco e o metabolito são excretados na urina - diminuir a dose em caso de insuficiência renal grave, tl/2 4-6 horas, aumento após enfarte do miocárdio

Utilizações clínicas

> Arritmias nodais AV, de reentrada AV e ventriculares. Não deve ser utilizado para tratar FA ou flutter atrial sem controlo prévio da frequência ventricular

com beta-bloqueadores ou verapamil

> útil na prevenção de paroxismos de FA

Efeitos adversos

Cardíaco

> Depressão do miocárdio; pode ser clinicamente importante. Relacionada tanto com os níveis plasmáticos como com a velocidade de administração. Contraindicado na insuficiência cardíaca, disfunção grave do VE

> prolonga o intervalo QT -predispõe a TV reentrante e especialmente a torsades de pointes

> depressão do nó sinusal

Lignocaína

Antiarrítmico de classe lb. Tem também acções anestésicas locais.

Farmacocinética

Admin: IV

Distribuição: volume de distribuição 1,5 1/kg em pessoas normais, 0,51/kg na insuficiência cardíaca **Eliminação:** 70-80% metabolizado pelo fígado. No entanto, a depuração hepática diminui quando o fluxo sanguíneo para o fígado diminui, como acontece após o enfarte do miocárdio. Os metabolitos têm menos efeito anti-arrítmico mas podem ter maiores propriedades excitatórias do SNC e podem ser responsáveis por alguns dos efeitos indesejáveis

Utilização clínica

> Medicamento de primeira linha para a TV após enfarte agudo do miocárdio e cirurgia cardíaca

Efeitos adversos

- concentrações elevadas podem causar bradicardia, hipotensão e até assistolia
- inotrópio -ve
- em 10% dos doentes pode induzir arritmias ventriculares
- Perturbações gastrointestinais com náuseas e vómitos
- SNC: parestesia, tremores e convulsões tónico-clónicas generalizadas
- A taxa de injeção pode ser importante na precipitação de reacções tóxicas, que também estão relacionadas com a concentração de fármaco livre, que é particularmente determinada pela concentração da proteína de fase aguda alfa-1 glicoproteína ácida. Esta última aumenta após o enfarte do miocárdio, pelo que, embora as infusões a longo prazo possam levar a um aumento das concentrações totais de lidocaína, o nível de fármaco livre pode permanecer relativamente constante.
- atravessa rapidamente a placenta, mas a informação sobre a sua utilização na gravidez é limitada. Não há relatos de teratogenicidade

Interações medicamentosas

- Depuração hepática reduzida em doentes a receber cimetidina, propranolol ou halotano

Flecainida

Modo de ação

- Aepressiona a fase 0 e retarda a condução em todo o coração
- Atrasa a repolarização no músculo ventricular (canino) com prolongamento significativo do potencial de ação monofásico intracardíaco
- Causa um aumento relacionado com a concentração nos intervalos de

condução PR, QRS e intra-atrial e prolonga o período refratário ventricular efetivo

> A função do nó sinusal também pode ser afetada, particularmente em doentes com doença intrínseca do nó sinusal

Farmacocinética

Administração: PO/IV; bem absorvido com concentrações plasmáticas máximas após 3 horas **Eliminação:** 70% metabolizado no fígado em 2 metabolitos principais, um dos quais é ativo (1/5 da potência do progenitor). diretamente na urina $T_{1/2}$: 12-27 horas

Utilização clínica

> taquiarritmias com risco de vida: supra-ventriculares ou ventriculares
> medicamento mais eficaz no bloqueio da condução por vias anómalas

Efeitos adversos

> Até 30% dos doentes
> inotrópico -ve: exacerbação da CCF
> Efeitos pró-arrítmicos: mais comuns em doentes com disfunção cardíaca subjacente grave e arritmias mais malignas. Podem ocorrer torsades mesmo em doentes sem doença cardíaca estrutural
> tonturas
> distúrbios visuais, por exemplo, borrão
> Dor de cabeça
> Náuseas
> Tremor
> Diarreia
> bloqueios de condução, incluindo bloqueio de ramo,bloqueio cardíaco

completo

> paragem sinusal

> aumento dos limiares de estimulação

> maior dificuldade na cardioversão das taquiarritmias

Utilização na gravidez

> Foram registados alguns casos de utilização segura e eficaz na gravidez. Atravessa facilmente a placenta

> ausência de efeitos tóxicos para o feto, possivelmente devido a uma menor sensibilidade do tecido cardíaco imaturo aos seus efeitos electrofisiológicos

Interações medicamentosas

> Resulta num aumento mínimo dos níveis de digoxina

> Os níveis de flecainida e de propranolol aumentam com a coadministração destes medicamentos

Encainide

> Efeitos hemodinâmicos, electrofisiológicos e adversos

> semelhante à flecainida tempo de eliminação mais curto/2

Propafenona

> Semelhante à flecainida e à encainida

Beta-bloqueadores

As propriedades antiarrítmicas parecem ser um efeito de classe, não havendo um medicamento intrinsecamente superior

Modo de ação

> Reduzir o declive da fase 4 nas células de pacemaker, prolongando assim a sua refractariedade

> condução lenta na NVA

> A refractariedade e a condução no sistema His-Purkinje mantêm-se inalteradas

Utilização clínica

> Mais eficaz nas arritmias associadas a um aumento da estimulação adrenérgica cardíaca (por exemplo, TTX, feocromocitoma, exercício ou emoção)

> TSV: pode interromper taquicardias de reentrada quando a NVA faz parte do circuito de reentrada, mas é menos eficaz que a adenosina ou o verapamil. Resposta ventricular lenta a outras TSVs

> TV: geralmente ineficaz para o tratamento de emergência da TV sustentada. O papel na prevenção da TV não é claro

Efeitos adversos

> atravessam facilmente a placenta. A bradicardia fetal, a hipoglicémia, a hiperbilirrubinémia e o atraso do crescimento intrauterino são motivos de preocupação. A maioria dos relatórios não demonstrou efeitos fetais adversos significativos, mas é provavelmente melhor evitar os beta-bloqueadores em caso de atraso de crescimento intrauterino conhecido

Bretylium

Modo de ação

> Aumenta a duração do potencial de ação e o período refratário das células cardíacas

> Efeito antifibrilhador no músculo ventricular - pode ser mais importante do que

os efeitos de classe III no tratamento de emergência de arritmias ventriculares malignas

> Inicialmente provoca a libertação de noradrenalina e depois produz o equivalente a uma simpatectomia, impedindo a libertação de noradrenalina (efeito de classe II)

Utilização clínica

> Adjuvante útil do choque DC no tratamento de arritmias ventriculares com risco de vida, especialmente FV refractária

> Vantagens teóricas da lidocaína, mas nenhuma vantagem foi demonstrada clinicamente

Dose 5mg/kg IV durante 15-20 min, mas numa emergência é frequentemente administrada em 1-2 min

Efeitos adversos

O efeito secundário mais significativo é a hipotensão postural. Possibilidade de náuseas e vómitos

Amiodarona

Modo de ação

- antiarrítmico de classe III com acções fracas de classe I, II (bloqueador B) e classe IV
- prolonga o período refratário efetivo das células do miocárdio, do nódulo AV e das vias anómalas
- deprime o automatismo da SA e da AVN
- pode também ser um bloqueador não competitivo dos receptores a e b
- efeitos hemodinâmicos: vasodilatador coronário (efeito direto sobre o músculo liso, bloqueio dos canais de Ca e bloqueio a), vasodilatador periférico,

inotrópico negativo

Farmacocinética

Administração: IV/PO.

Distribuição: enorme volume aparente de distribuição (70 l/kg). Armazenada na gordura e noutros tecidos. T1/2 após dose múltipla de 54 dias

Eliminação: metabolizado no fígado e excretado através dos tractos biliar e intestinal

Utilizações clínicas

- eficaz contra a maioria das taquiarritmias
- pacientes com função ventricular esquerda deficiente ou pacientes com ectópicas ventriculares frequentes após o enfarte, embora tenha reduzido as "mortes por arritmia"

Efeitos adversos

- bradicardia, bloqueio cardíaco e efeitos pró-arrítmicos. Estes últimos são ligeiros quando comparados com outros anti-arrítmicos
- insuficiência cardíaca congestiva (2-3%)
- hipotensão (28% após administração IV, não relacionada com a dose)
- aumenta o limiar de desfibrilhação
- microdepósitos na córnea que causam auréolas visuais e fotofobia. Relacionados com a dose e desaparecem quando o medicamento é descontinuado
- hipertiroidismo, hipotiroidismo, interferência nos testes de função da tiroide
- fotossensibilidade
- infiltração pulmonar eosinofílica (precoce, febre, SOB, tosse)
- fibrose pulmonar
- hepatite

- Tremor, ataxia, neuropatia periférica, fadiga, fraqueza. Ocorrem normalmente durante a carga. Relacionado com a dose
- descoloração da pele

Interações medicamentosas

- desloca a digoxina dos locais de ligação e, mais importante ainda, interfere com a eliminação
- inibe o metabolismo da varfarina
- Os bloqueadores b e os antagonistas do Ca aumentam o efeito depressor da amiodarona na função SA e AVN, bem como os efeitos inotrópicos negativos
- aumenta as concentrações de quinidina e fenitoína

Sotalol

Modo de ação

> Prolonga a duração do potencial de ação nos átrios, ventrículos, AVN e vias AV acessórias

> Potente bloqueador beta não cardiosselectivo

> Acções antifibrilhantes superiores às dos bloqueadores beta convencionais

Farmacocinética

> Admin:IV/PO

> Elim: renal

> Tl/2 15h

Utilização clínica

> TSV: menos eficaz do que a adenosina e o verapamil no tratamento da TRNV e da TRVA. Previne a recorrência.

> FA e flutter atrial: provavelmente ineficaz como cardioversor químico, mas

eficaz na prevenção da recorrência após cardioversão

> TV: tão seguro e mais eficaz do que a lidocaína para terminar a TV sustentada quando administrada IV. O uso para prevenir a recorrência deve ser guiado por Holter ou EPS

Dose

> Dose necessária para prolongar a repolarização cardíaca superior à necessária para provocar um bloqueio beta

> Dose IV: 0,5-1,5 mg/kg durante 5-20 min

> PO: iniciar com 80 mg bd e aumentar para 160 mg bd

Efeitos adversos

> Efeitos adversos dos bloqueadores beta. O efeito inotrópico negativo do bloqueio beta é ligeiramente compensado por um inotropismo positivo fraco devido ao prolongamento da ação potencial, permitindo mais tempo para o influxo de cálcio para as células do miocárdio

> Prolongamento do QT

> Atravessa facilmente a placenta. A bradicardia fetal, a hipoglicémia, a hiperbilirrubinémia e o atraso de crescimento intrauterino são motivo de preocupação. A maioria dos relatórios não demonstrou efeitos fetais adversos significativos, mas é provavelmente melhor evitar os beta-bloqueadores em caso de atraso de crescimento intrauterino conhecido

Adenosina

Modo de ação

> Estimula receptores Al específicos na superfície das células cardíacas, influenciando assim a produção de AMPc nos canais K sensíveis à adenosina

> Diminui o ritmo sinusal

> Prolonga a condução AVN, geralmente causando bloqueio AV de alto grau

Farmacocinética

Admin: IV

Elim: absorvido pelos glóbulos vermelhos e desaminado no plasmaT1/2 < 2 segundos

Utilização clínica

> Taquicardia de complexo estreito: fármaco de escolha para terminar a taquicardia de complexo estreito ou a taquicardia de complexo estreito. Não reverte a FA e pode aumentar transitoriamente a frequência ventricular na FA associada à WPW

> Taquicardia de complexo largo: útil no auxílio ao diagnóstico. A TSV com condução aberrante geralmente termina com adenosina, enquanto poucas TVs revertem

Dose 6, depois 12 e depois 18 mg

Interações medicamentosas

> Antagonizado por metilxantinas, especialmente aminofilina

> O dipiridamol potencia o efeito ao bloquear a captação

Efeitos adversos

> Podem ocorrer transitoriamente rubor, dispneia e desconforto no peito

> Pode precipitar broncoespasmo em doentes asmáticos

Utilização na gravidez

> A transferência placentária mínima e a curta duração da ação tornam-no adequado para utilização na gravidez

GESTÃO

11. Gestão

Quando o diagnóstico definitivo pode ser feito com base no ECG e nos critérios clínicos, o tratamento agudo e crónico deve ser iniciado com base no mecanismo subjacente. Se o diagnóstico específico de uma taquicardia com complexo QRS largo não puder ser feito apesar de uma avaliação cuidadosa, então o doente deve ser tratado para TV. O tratamento agudo de doentes com taquicardia hemodinamicamente estável e regular é descrito na Figura.

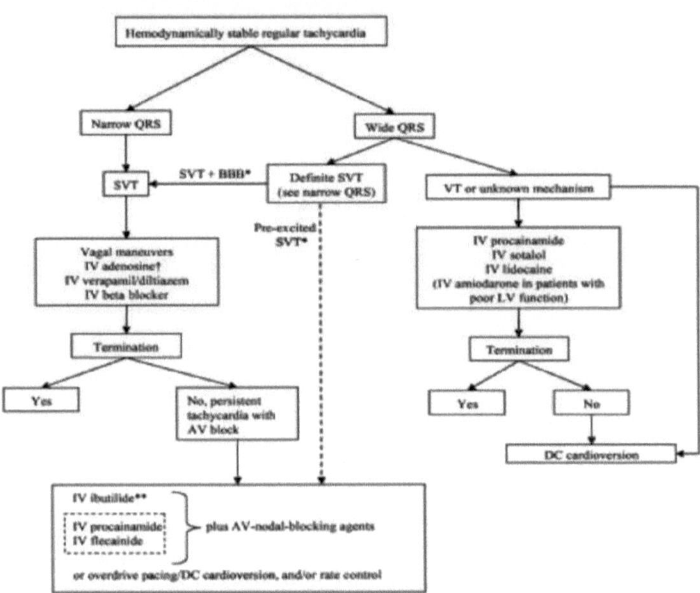

Figura . Tratamento agudo de pacientes com taquicardia hemodinamicamente estável e regular. *Um ECG de 12 derivações em ritmo sinusal deve estar disponível para o diagnóstico. fAdenosina deve ser usada com cautela em pacientes com doença arterial coronariana grave e pode produzir FA, o que pode resultar em frequências ventriculares rápidas em pacientes com pré-excitação. **A ibutilida é especialmente eficaz em doentes com flutter auricular, mas não deve ser utilizada em doentes com FE inferior a 30% devido ao risco acrescido de TV polimórfica. FA indica fibrilhação auricular; AV, atrioventricular; BBB, bloqueio de ramo; CC, corrente contínua; IV, intravenosa; VE, ventrículo esquerdo; QRS, ativação ventricular no ECG; TSV, taquicardia supraventricular; TV, taquicardia ventricular.

Tratamento agudo da taquicardia complexa de QRS estreito

Na taquicardia regular com complexo QRS estreito, devem ser iniciadas manobras vagais (por exemplo, Valsalva, massagem carotídea e imersão facial em água fria) para terminar a arritmia ou para modificar a condução AV. Se isto falhar, devem ser administrados fármacos antiarrítmicos intravenosos (IV) para terminar a arritmia em doentes hemodinamicamente estáveis. A adenosina (ou trifosfato de adenosina [ATP]) ou os antagonistas dos canais de cálcio não dihidropiridínicos são os fármacos de eleição. A vantagem da adenosina em relação aos antagonistas dos canais de cálcio intravenosos ou aos beta-bloqueadores está relacionada com o seu rápido início de ação e a sua curta semi-vida. A adenosina intravenosa é, por conseguinte, o agente preferido, exceto em doentes com asma grave. Os doentes tratados com teofilina podem necessitar de doses mais elevadas de adenosina para produzirem efeito, e os efeitos da adenosina são potenciados pelo dipiridamol. Para além disso, podem ser observadas taxas mais elevadas de bloqueio cardíaco quando a adenosina é administrada concomitantemente com carbamazepina. Os agentes de ação prolongada (por exemplo, bloqueadores dos canais de cálcio intravenosos ou beta-bloqueadores [ou seja, verapamil/diltiazem ou metoprolol]) são úteis, particularmente em doentes com batimentos prematuros auriculares ou ventriculares frequentes, que podem desencadear a recorrência precoce da TVP. A adenosina ou a cardioversão por corrente contínua são preferíveis para os doentes com TVSP em que é essencial um efeito terapêutico rápido. Os potenciais efeitos adversos da adenosina incluem o início de FA (1% a 15%), que é geralmente transitório e pode ser particularmente problemático para aqueles com pré-excitação ventricular. A adenosina deve ser evitada em doentes com asma brônquica grave. É importante ter extremo cuidado com o uso concomitante de bloqueadores dos canais de cálcio intravenosos e beta-bloqueadores devido à possível potenciação dos efeitos hipotensores e/ou bradicárdicos. Deve ser registado um ECG durante as manobras vagais ou a administração de fármacos, uma vez que a resposta pode ajudar no diagnóstico, mesmo que a arritmia não cesse. A terminação da taquicardia com uma onda P após o último complexo QRS favorece o diagnóstico de TRVA ou TRNAV. A terminação da taquicardia com um complexo QRS favorece a TA, que é frequentemente insensível à adenosina. A continuação da taquicardia com bloqueio AV é virtualmente diagnóstica de TA ou flutter atrial, exclui a TRVA e torna a TRNA muito improvável.

b. Tratamento agudo da com complexo QRS largo

A cardioversão DC imediata é o tratamento para taquicardias hemodinamicamente instáveis. Se a taquicardia for hemodinamicamente estável e definitivamente supraventricular, o tratamento é o descrito para as taquicardias de QRS estreito. Para a interrupção farmacológica de uma taquicardia estável com complexo QRS largo, recomenda-se a procainamida IV e/ou o sotalol, com base em estudos aleatórios mas de pequena dimensão. A amiodarona também é considerada aceitável. A amiodarona é preferida em comparação com a procainamida e o sotalol para doentes com função ventricular esquerda (VE) comprometida ou sinais de insuficiência cardíaca. Estas recomendações estão de acordo com as actuais diretrizes do Suporte Avançado de Vida Cardiovascular. Circunstâncias especiais podem exigir uma terapia alternativa (por exemplo, taquicardias pré-excitadas e TV causada por toxicidade digital). Para a interrupção de uma taquicardia irregular com complexo QRS largo (ou seja, FA pré-excitada), recomenda-se a cardioversão por corrente contínua. Ou, se o paciente estiver hemodinamicamente estável, então a conversão farmacológica usando ibutilida ou flecainida IV é apropriada.

c. Gestão adicional

Após a interrupção bem-sucedida de uma taquicardia com complexo QRS largo de etiologia desconhecida, os pacientes devem ser encaminhados para um especialista em arritmia. Os doentes com taquicardia estável com complexo QRS estreito, função ventricular esquerda normal e um ECG normal em ritmo sinusal (ou seja, sem pré-excitação) podem não necessitar de terapêutica específica. A referenciação está indicada para os doentes com resistência ou intolerância aos fármacos, bem como para os doentes que pretendem libertar-se da terapêutica medicamentosa ao longo da vida. Quando o tratamento é indicado, as opções incluem ablação por cateter ou terapia medicamentosa. Finalmente, devido ao potencial para arritmias letais, todos os doentes com síndrome de WPW (ou seja, pré-excitação e arritmias) devem ser encaminhados para avaliação adicional.

Referências

1. AVID Clinical Trial Center Uma comparação da terapia com medicamentos antiarrítmicos com desfibriladores implantáveis em pacientes ressuscitados de arritmias ventriculares quase fatais. Os investigadores do projeto Antiarrhythmics Versus Implantable Defibrillators (AVID). *N Engl J Med* 337: 1576-1583, 1997.
2. Beuckelmann DJ, Nabauer M, e Erdmann E. Alterações das correntes K^+ em miócitos ventriculares humanos isolados de pacientes com insuficiência cardíaca terminal. *Circ Res* 73: 379-385, 1993.
3. Burton DY, Song C, Fishbein I, Hazelwood S, Li Q, DeFelice S, Connolly JM, Perlstein I, Coulter DA e Levy RJ. A incorporação de uma mutação do gene do canal iónico associada à síndrome do QT longo (Q9E-hMiRPl) num vetor plasmídico para a terapia genética da arritmia específica do local: estudos de viabilidade in vitro e in vivo. *Hum Gene Ther* 14: 907-922, 2003
5. Davia K, Bemobich E, Ranu HK, del Monte F, Terracciano CM, MacLeod KT, Adamson DL, Chaudhri B, Hajjar RJ e Harding SE. SERCA2A overexpression decreases the incidence of aftercontractions in adult rabbit ventricular myocytes. *J Mol Cell Cardiol* 33: 1005-1015, 2001. Donahue JK, Heldman AW, Fraser H, McDonald AD, Miller JM, Rade JJ, Eschenhagen T e Marban E. Focal modification of electrical conduction in the heart by viral gene transfer. *Nat Med* 6: 1395-1398, 2000.
6. Echt DS, Liebson PR, Mitchell LB, Peters RW, Obias-Manno D, Barker AH, Arensberg D, Baker A, Friedman L, Greene HL, Huther ML e Richardson DW. Mortality and morbidity in patients receiving encainide, flecainide, or placebo (Mortalidade e morbidade em pacientes recebendo encainida, flecainida ou placebo). The Cardiac Arrhythmia Suppression Trial (ensaio de supressão de arritmia cardíaca). *N Engl J Med* 324: 781-788, 1991.
7. Edelberg JM, Aird WC, e Rosenberg RD. Enhancement of murine cardiac chronotropy by the molecular transfer of the human beta2 adrenergic recetor cDNA. *J Clin Invest* 101: 337-343, 1998.
8. Edelberg JM, Huang DT, Josephson ME, e Rosenberg RD. Molecular enhancement of porcine cardiac chronotropy. *Heart* 86: 559-562, 2001.
9. Ennis IL, Li RA, Murphy AM, Marban E, e Nuss HB. A terapia genética dupla com SERCA1 e Kir2.1 abrevia a excitação sem suprimir a contratilidade. *J Clin Invest* 109: 393-400, 2002.
10. Fast VG, Darrow BJ, Saffitz JE, e Kleber AG. Propagação da ativação anisotrópica em monocamadas de células cardíacas avaliada por mapeamento ótico de alta resolução. Papel das descontinuidades teciduais. *Circ Res* 79: 115-127, 1996.
11. Feld Y, Melamed-Frank M, Kehat I, Tai D, Marom S, e Gepstein L.

Electrophysiological modulation of cardiomyocytic tissue by transfected fibroblasts expressing potassium channels: a novel strategyto manipulate excitability. *Circulation* 105: 522-529, 2002

12. Gaudesius G, Miragoli M, Thomas SP, e Rohr S. Coupling of cardiac electrical activity over extended distances by fibroblasts of cardiac origin. *Circ Res* 93: 421-428, 2003.
13. Gepstein L. Derivation and potential applications ofhuman embryonic stem cells. *Circ Res* 91: 866-876, 2002.
14. Hajjar RJ, del Monte F, Matsui T, and Rosenzweig A. Prospects for gene therapy for heart failure. *Circ Res* 86: 616-621, 2000.
15. Hoppe UC, Johns DC, Marban E, e O'Rourke B. Manipulação da excitabilidade celular por fusão celular: efeitos da introdução rápida da corrente transitória K^+ no potencial de ação da cobaia. *Circ Res* 84: 964-972, 1999
16. Hoppe UC, Marban E, e Johns DC. Molecular dissection of cardiac repolarization by in vivo Kv4.3 gene transfer. *J Clin Invest* 105: 1077-1084, 2000
17. Isner JM. Myocardial gene therapy. *Nature* 415: 234-239, 2002
18. Johns DC, Nuss HB, ChiamvimonvatN, Ramza BM, Marban E, e Lawrence JH. Expressão mediada por adenovírus de um canal de potássio controlado por voltagem in vitro (miócitos cardíacos de rato) e in vivo (fígado de rato). Uma nova estratégia para modificar a excitabilidade. *J Clin Invest* 96: 1152-1158, 1995
19. Kannel WB, Cuppies LA, e D'Agostino RB. Sudden death risk in overt coronary heart disease: the Framingham Study. *Am Heart J113*: 799-804, 1987
20. Keating MT e Sanguinetti MC. Mecanismos moleculares e celulares das arritmias cardíacas. *Célula* 104: 569-580, 2001
21. Kehat I, Amit M, Gepstein A, Khimovich L, Feld Y, Itskovitz-Eldor J, e Gepstein L. Functional integration ofhuman embryonic stem cell derived cardiomyocytes with preexisting cardiac tissue: Implication for myocardial repair. *Circulation* 104, *Suppl.* II: 618, 2001.
22. Kehat I, Gepstein A, Spira A, Itskovitz-Eldor J, and Gepstein L. High-resolution electrophysiological assessment ofhuman embryonic stem cell-derived cardiomyocytes: a novel in vitro model for the study of conduction. *Circ Res* 91: 659-661, 2002
23. Kehat I, Kenyagin-Karsenti D, Snir M, Segev H, Amit M, Gepstein A, Livne E, Binah O, Itskovitz-Eldor J, e Gepstein L. Human embryonic stem cells can differentiate into myocytes with structural and functional properties of cardiomyocytes. *J Clin Invest* 108: 407-414, 2001
24. Kubo Y, Baldwin TJ, Jan YN, e Jan LY. Primary structure and functional expression of a mouse inward rectifier potassium channel. *Nature* 362: 127-133, 1993

25. Kusumoto FM e Goldschlager N. Estimulação cardíaca. *N Engl J Med* 334: 89-97, 1996.
26. Marban E. Cardiac channelopathies. *Nature* 415: 213-218, 2002.
27. Marban E. Insuficiência cardíaca: a conexão electrofisiológica. *J Cardiovasc Electrophysiol* 10: 1425-1428, 1999
29. Mazhari R, Nuss HB, Armoundas AA, Winslow RL, e Marban E. A expressão ectópica de KCNE3 acelera a repolarização cardíaca e abrevia o intervalo QT. *J Clin Invest* 109: 1083-1090, 2002. Miake J, Marban E, e Nuss HB. Marcapasso biológico criado por transferência de genes. *Nature* 419: 132-133, 2002
30. Moss AJ, Zareba W, Hall WJ, Klein H, Wilber DJ, Cannom DS, Daubert JP, Higgins SL, Brown MW, e Andrews ML. Prophylactic implantation of a defibrillator in patients with myocardial infarction and reduced ejection fraction. *N Engl J Med* 346: 877-883, 2002.
31. Muller-Ehmsen J, Peterson KL, Kedes L, Whittaker P, Dow JS, Long TI, Laird PW, e Kloner RA. Rebuilding a damaged heart: long-term survival of transplanted neonatal rat cardiomyocytes after myocardial infarction and effect on cardiac function. *Circulation* 105: 1720-1726, 2002.
32. Mummery C, Ward-van Oostwaard D, Doevendans P, Spijker R, van den Brink S, Hassink R, van der Heyden M, OpthofT, Pera M, de la Riviere AB, Passier R, e Tertoolen L. Differentiation ofhuman embryonic stem cells to cardiomyocytes: role of coculture with visceral endoderm-like cells. *Circulation* 107: 2733-2740, 2003.
33. Nattel S. New ideas about atrial fibrillation 50 years on. *Nature* 415: 219-226, 2002.
34. Nuss HB, Johns DC, Kaab S, Tomaselli GF, Kass D, Lawrence JH, e Marban E. Reversal of potassium channel deficiency in cells from failing hearts by adenoviral gene transfer: a prototype for gene therapy for disorders of cardiac excitability and contractility. *Gene Ther* 3: 900-912, 1996.
35. Nuss HB, Marban E, e Johns DC. A sobreexpressão de um canal de potássio humano suprime a hiperexcitabilidade cardíaca em miócitos ventriculares de coelho. *J Clin Invest* 103: 889-896, 1999.
36. Qu J, Plotnikov AN, Danilo P Jr, Shlapakova I, Cohen IS, Robinson RB, e Rosen MR. Expressão e função de um pacemaker biológico no coração canino. *Circulation* 107: 1106- 1109,2003.
37. Reinlib L e Field L. Cell transplantation as future therapy for cardiovascular disease?: a workshop of the National Heart, Lung, and Blood Institute. *Circulation* 101: E182-E187, 2000.
38. Robbins PD, Tahara H, e Ghivizzani SC. Vectores virais para terapia genética. *Trends Biotechnol* 16: 35-40, 1998.
39. Roberts R e Brugada R. Genetics and arrhythmias (Genética e arritmias). *Annu Rev Med* 54: 257-267, 2003.

40. Rook MB, van Ginneken AC, de Jonge B, el Aoumari A, Gros D, e Jongsma HJ. Differences in gap junction channels between cardiac myocytes, fibroblasts, and heterologous pairs. *Am J Physiol Cell Physiol* 263: C959-C977, 1992.
41. Scheinman MM. Inquérito da NASPE sobre ablação por cateter. *Pacing Clin Electrophysiol* 18: 14741478,1995.
42. Schram G, Pourrier M, Melnyk P, and Nattel S. Differential distribution of cardiac ion channel expression as a basis for regional specialization in electrical function. *Circ Res* 90: 939-950, 2002.
43. Schroeder BC, Waldegger S, Fehr S, Bleich M, Warth R, Greger R, e Jentsch TJ. Um canal de potássio constitutivamente aberto formado por KCNQ1 e KCNE3. *Nature* 403: 196-199, 2000.
44. Terracciano CM, Hajjar RJ, e Harding SE. Overexpression ofSERCA2a accelerates repolarisationinrabbitventricularmyocytes. *Cell Calcium* 31: 299-305, 2002.
45. Trudeau MC, Warmke JW, Ganetzky B, e Robertson GA. HERG, um retificador interno humano da família dos canais de potássio dependentes da voltagem. *Science* 269: 92-95, 1995.

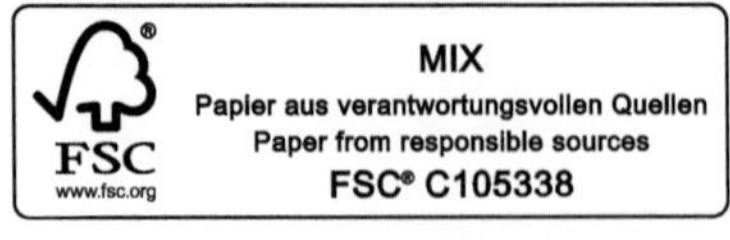

Printed by Books on Demand GmbH, Norderstedt / Germany